Alimento Nocturno Que Te Conviene

Porque a todos nos afecta el hambre de noche.

Yahaira Florentino

ADVERTENCIA Y ACLARACION DE LA AUTORA

La información aquí expuesta; es entera y totalmente mi opinión, partiendo de, investigaciones, lectura y estudios a lo largo de más de 10 años. Los resultados varían de persona a persona. No soy doctora ni dietista. Soy entrenadora y coach de salud holística por lo tanto, solo puedo aconsejar sobre comidas y alimentos, pero todo problema de salud deber ser atendido por doctores especializados

A

Yahaira Florentino

TWENTYNINERS PUBLISHING

ISBN-13:
978-1981499977

ISBN-10:
1981499970

TABLA -DE - CONTENIDO

TABLA -DE - CONTENIDO

Alimento nocturno que te conviene

AGRADECIMIENTOS

Estoy super agradecida de mi Señor El MESÍAS, primeramente, su amor y compasión para conmigo es increíble.

Agradezco mucho la escuela de autores independientes y a mi coach Sean Sumner.

Gracias al apoyo de mi familia, especialmente a mi esposo, que pone todo de su parte para permitir que yo me realice como mujer, y siga mis sueños mientras estudio.

A mis profesores de medicina holística en instituciones formales e informales, donde he realizado estudios, desde el año 2006, como la universidad de medicina holística, Quantum university, college of natural health, South west institute of holistic arts; donde me gradué este verano, como especialista en nutrición holística y entrenadora de Bienestar y estilo de vida. Así también a profesores, autores, conferencistas y catedráticas como: Sarah pope, Dee McCaffrey, (quien me escribió mi prologo en mi primer libro) gracias Dee! Sally Fallon, Dr Axe, Erick Berg, y tantos más, que me inspiran cada día a seguir cultivándome para ayudar a mis semejantes. ¡Gracias, gracias gracias!

http://www.naturalhealthcollege.org

http://universitynaturalmedicine.org

https://iquim.org

http://www.naturalhealthcollege.org/

https://swiha.edu

http://www.thehealthyhomeeconomist.com/

http://www.westonaprice.org/

http://www.processedfreeamerica.org/

GRACIAS! GRACIAS! GRACIAS!

"Mi pueblo sufre por falta de conocimiento" Dios

.

INTRODUCCION

Cuando yo, no tenía la educación que tengo ahora sobre alimentos y estilo de vida holístico, acostumbraba a tomar té dietético o laxantes, cada vez que quería bajar de peso. Ahora que me he informado mejor, pues me porto mejor y cuido el cuerpo que Dios me dio..

El cuerpo humano, debe de regenerarse durante el sueño de noche, usando todo el material que le proporcionamos durante el día, y no estar ocupado en la digestión. Comer de noche hace que uno gane peso. No significa que si comes un día pasada la hora ideal, vas a convertirte en una vaca tampoco. Las calorías que se consumen de noche no se queman y ese es precisamente el punto... Calorías...

Comer de noche, es algo muy natural para muchas personas, pero la verdad es que, una de las verdades que aprendí, en mis estudios, es que esta ¨hambre ¨ puede ser deshidratación o simplemente algo emocional como la ansiedad, y que la ansiedad dura solamente un minuto y que, además hay diferentes maneras de calmarla, no solo comiendo. La razón por la que, la gran mayoría de personas no pueden dejar de comer tarde de la noche; es porque está ansiosa y lo confundimos con necesidad de comida. Comer un pedazo de manzana verde es suficiente para calmar esa ansiedad, y hasta cepillarse los dientes *nos puede calmar. La verdad es que mientras más estudio, más me doy cuenta de que no sé lo que no sé. Y que ¨nada sé ¨. Mis escritos son hechos desde un lugar de humildad y compasión, sin pretender ser experta ni sabelotodo, comparto mis conocimientos desde mi corazón, con amor para mi gente latina, que sufre tanto y la mayoría de los casos es por falta de conocimientos.*

Un Poco De chat

Todos sabemos, que comer de noche no es lo mejor para nuestro sistema porque, la digestión tiene su horario, así como nosotros mismos, el sistema digestivo también necesita descansar. Comer de más, avejenta las células y comer de noche, aunque sea poca cantidad, también tiene un efecto oxidativo para nuestro ADN y nuestros órganos. ¡Pero como todo caso el universo, toda regla también tiene excepciones!

La mejor hora para cenar es las 6pm, pero claro qué sentimos hambre par de horas después, y si somos personas ocupada que dormimos tarde, pues eso significa que mientras más tarde vamos a la cama, más hambre sentiremos. Las mejores comidas para después que el sol se oculta, son las meriendas, es decir; nada de comidas normales. Ahí es que la mayoría de las personas fallan. Nos da hambre falsa, y no pensamos más que en calmar esa necesidad, dudamos que una simple merienda, nos dará satisfacción.

¿Lo mejor? consumir grasa

¿Tienes miedo de las grasas? Si es así, bueno es algo normal hoy en día todo el mundo le tiene terror a la grasa. La grasa y los alimentos grasosos ha sido desacreditada en Los Estados Unidos durante las últimas décadas ya que los alimentos bajos en grasa y sin grasa se convirtieron en ¨lo saludable ¨ y nos dijeron que una dieta baja en grasa nos ayudaría a conseguir el cuerpo que queremos. De hecho, es una de las mentiras más grandes de la nutrición que el público se ha creído ciegamente. (como lo explico en mi libro ¨La salud que te conviene ¨ disponible en Amazon y Barnes & noble.

En otras partes del mundo, la grasa siempre ha sido bienvenida en la mesa. ¿En los EE.UU.? Ahora es que estamos dándonos cuenta de la verdad: Nuestro cuerpo necesita grasa - más específicamente, necesita grasas saludables.

Pero la regla #1 para comer pasada la hora ideal, sin excepción; es que lo que comemos tarde en la noche debe ser de 200 calorías máximo, en el caso de las mujeres de menos de 160 libras.

Hay que consumir grasas saludables porque estás mantienen el nivel de azúcar en la sangre estable y además, estas grasas ayudan a eliminar las malas grasas según numerosos estudios científicos y es por su riqueza en vitaminas grasa solubles, que a la vez te ayudan a pelear las grasas difíciles de digerir.

Estas grasas buenas son: Aguacate, nueces, la nuez brasileña, huevos, el requesón, semillas de chía, mantequilla de almendras, mantequilla de vaca criada al pasto, sardinas   , aceite de coco, yogur y mantequilla de maní crudo orgánico.

El aguacate es una de las frutas más saludables que puede consumir. Son ricos en grasas mono-insaturadas, que elevan los niveles de colesterol bueno, mientras que bajar el malo. Los aguacates también están llenos de la vitamina

E que es tan beneficiosa, que ayuda a prevenir el daño de los radicales libres, aumenta la inmunidad y actúa como un nutriente antienvejecimiento para nuestra piel.

Además, está lleno de proteínas saludables; De hecho, tiene más que cualquier otra fruta y te da satisfacción.

Nueces. Las nueces orgánicas crudas son una gran fuente de grasas saludables, vitaminas, antioxidantes y fibra. Esta grasa saludable es fácil de digerir y realmente le ayudará a perder peso.

De hecho, una dieta alta en grasas ayuda a su cuerpo a quemar calorías efectivamente.

Este tipo de dieta también promueve la salud mitocondrial, que es importante para la salud general y la prevención de enfermedades.

Hay estudios que han confirmado que la pérdida de peso es uno de los beneficios del consumo regular de nueces.

Baja presión arterial sistólica

Menos factores de riesgo para el síndrome metabólico y menor riesgo de diabetes

Mejor salud cardiovascular

Reducción del riesgo de mortalidad

Mayor longevidad

Pero recordemos que solo será unos 100 gramos si estamos comiendo tarde en la noche. El protocolo para la preparación correcta de las nueces está en el capítulo 5 de mi Libro ¨La salud que te conviene ¨

Las nueces del Brasil tienen niveles excepcionalmente altos de selenio. 100 g de nueces proporcionan aproximadamente la ingesta diaria recomendada de selenio, clasificándolos como la fuente natural más alta de este mineral. El selenio es un cofactor importante para la enzima antioxidante, glutatión-peroxidasa. Además de relajar el sistema nervioso lo que ayuda a dormir. Sólo 3 nueces al día proporcionan suficiente de este oligoelemento. El selenio adecuado en la dieta ayuda a prevenir la enfermedad coronaria, la cirrosis hepática y los cánceres. Esta nuez es alta en calorías así que si comes tarde de la noche solo tomar 1-2 .

Huevos. Llenos de aminoácidos esenciales y no esenciales los huevos siempre son una buena idea para alimentarnos. Un par de huevos revueltos contienen suficiente triptófano para hacer una buena opción de comida de noche, de acuerdo con www.AskDrSears.com los huevos también son cálidos, lo que los hace reconfortantes para comer, algo que induce a dormir. Un poco de queso rociado encima de los huevos proporciona suficientes carbohidratos y proteínas para mantenerlo lleno hasta la mañana, pero no tan lleno como para no dormir. Los huevos revueltos con una rebanada de pan agrio, también es una opción de comida nocturna que promueve un sueño saludable y una buena salud y esto hace exactamente 200 calorías.

No vayas a obviar las yemas de huevo ya que estas son ricas en omegas 3 y además de proteger el corazón por su contenido de selenio, calcio, fósforo y yodo, protege el cerebro por su alto contenido de vitaminas del grupo B y colina y te ayuda a pelear el colesterol dañino porque contiene las vitaminas liposolubles, A,D,E,K.

El requesón; Te mantiene saciado y controla el hambre en la mañana. La principal proteína que se encuentra en el requesón es la caseína. La caseína; es conocida por ser digerida, pro el cuerpo humano, más lentamente que otros tipos de proteínas. Esto nos mantiene saciados por más tiempo durante la noche. La sensación de saciedad también ayuda a controlar el hambre en la mañana, lo que ayuda a limitar su ingesta de calorías que ayuda en la pérdida de peso.

El requesón aumenta el metabolismo también. Ya que la caseína, es un nutriente de digestión lenta. En comparación con otros nutrientes, se necesita más calorías para procesar esta proteína, lo que aumenta nuestro metabolismo y nos ayuda a perder peso más rápido.

Cuando se consume antes de la cama, queso cottage o requesón, que es rico en proteínas, permitirá que su cuerpo continuamente queme más calorías incluso mientras duerme.

El requesón también aumenta su gasto de energía en reposo (REE)

Aparte de quemar más calorías mientras duerme, comer requesón antes de ir a la cama, también ayuda a aumentar nuestro gasto de energía en reposo para el día siguiente. REE es la cantidad de calorías que quema incluso cuando se hace ejercicio y cuando ya está descansando. Un estudio publicado en 2014 descubrió que el consumo de proteína de caseína antes de acostarse aumenta su REE para la mañana siguiente.

El requesón nos ayuda a dormir mejor, el requesón es uno de los alimentos ricos en triptófano. El triptófano es un aminoácido que es útil para darle una buena noche de sueño. Ayuda a prevenir el insomnio, la depresión y la ansiedad, entre sus muchos beneficios.

El requesón también promueve el crecimiento muscular de dos maneras. En primer lugar, es por su alto contenido de proteínas y bajo contenido de carbohidratos que aumenta el nivel de hormona de crecimiento. En segundo lugar, es por su rico contenido de calcio y magnesio, que estimula los niveles de testosterona. Ambos factores, se han estudiado y ayudan a aumentar la masa muscular. Cuando se ha construido más músculos, el cuerpo también quema más calorías a un ritmo más rápido. Se dice que el tejido muscular consume más calorías de la grasa que podríamos tener de sobra, ayudando a perder peso más rápido. También el requesón promueve la pérdida de grasa. En un estudio con sujetos obesos, se ha visto que tres porciones de lácteos por día reducen significativamente las grasas corporales de los sujetos. Su pérdida de grasa fue aún más pronunciada, cuando su ingesta de calorías se redujo.

El requesón es también una gran fuente de leucina, uno de los aminoácidos en la proteína. Según los investigadores de la Universidad de Illinois, la leucina puede ser el factor clave en la pérdida de grasa y el aumento muscular. Y parte de todos sus beneficios de pérdida de peso el requesón, también es rico en otros nutrientes, que lo convierten en uno de los mejores aperitivos para la hora de dormir. Es una gran fuente de Vitamina B12 que promueve un sistema nervioso sano; Vitamina B2 o Riboflavina que ayuda en el metabolismo y en el correcto funcionamiento de los órganos vitales; Y fósforo que promueve la salud de los riñones, así como huesos y dientes más fuertes.

Semillas de chía.

Llena de fibra y grasas omegas 3 y 6 fácil de digerir. La chía es lo que más fibra tiene así que asegura una satisfacción hasta la mañana. La chía contiene 4 5 gramos de proteína, calcio, fósforo potasio, yodo, zinc, vitaminas A, B, D, E, magnesio y antioxidantes. La fibra regula el nivel de insulina, según estudios realizados por el instituto nacional

 de salud. Una onza de chía en agua caliente en 10 minutos ya está lista para comer. Se le puede añadir canela, leche de coco y batir, o tomar así tal cual.

Mantequilla de almendras

Por qué funciona: Una cucharada de mantequilla de almendras ofrece una buena dosis de magnesio; Deficiencia del mineral se ha relacionado con el insomnio y los calambres musculares, que pueden interrumpir el sueño. (Algunos informes muestran que casi el 70% de los adultos no consumen suficiente magnesio.) Los granos enteros también contienen magnesio todos. Además, la almendra contiene colesterol saludable y grasas de cadena media que protege el corazón.

Mantequilla de vaca criada al pasto

Es mi favorito personalmente. Grasa de cadena mediana; es decir, que se convierte en cetonas, que se utilizan inmediatamente como combustible para nuestro cerebro. La grasa MCT (siglas en inglés) también ayuda a quemar grasa corporal mientras se duerme.

También he notado que pienso más rápido y más claramente a la mañana siguiente si consumo 2-4 cucharadas de MCT la noche anterior con la cena o tarde de la noche justo antes de ir a la cama. Funciona incluso mejor con proteínas. Precaución: si no estás acostumbrado a ningún MCT en absoluto, comienza lentamente - La mantequilla es *La reina de las grasas* ¨ **Sally Fallón.** La mantequilla contiene aproximadamente 12-15% de ácidos grasos de cadena corta y media. Este tipo de grasa saturada no necesita ser emulsionado por las sales biliares, pero es absorbido directamente desde el intestino delgado hasta el hígado, donde se convierte en energía rápida. Estos ácidos grasos también tienen propiedades antimicrobianas, antitumorales y de apoyo al sistema inmune, especialmente el ácido láurico, un ácido graso de cadena media que no se encuentra en otras grasas animales. El ácido láurico altamente protector y esencial porque es hecho solamente por la glándula mamaria y no en el hígado como otras grasas saturadas. Debemos obtenerlo de una de dos fuentes dietéticas-pequeñas cantidades en grasa de mantequilla. En el aceite de coco el ácido butírico de cuatro carbonos es todo, pero único en la mantequilla. Tiene propiedades antifúngicas, así como efectos antitumorales. Además de los Omega-6 y Omega-3 Ácidos Grasos Esenciales: Estos ocurren en la mantequilla en cantidades pequeñas, pero casi iguales. Este excelente equilibrio entre el ácido linoleico y el ácido linolénico evita el tipo de problemas asociados con el consumo excesivo de Omegas. La mantequilla de vacas alimentadas a pasto también contiene una forma de ácido linoleico reordenado llamado CLA, que tiene fuertes propiedades anti cancerígenas. También fomenta la acumulación de músculo y evita el aumento de peso. CLA desaparece cuando las vacas son alimentadas con heno seco o alimento procesado, como granos.

En la mantequilla hay mucha lecitina: La lecitina es un componente natural de la mantequilla, que ayuda a la buena asimilación y metabolización del colesterol y otros componentes grasos. La mantequilla está llena de Colesterol bueno: ¨*La leche materna es alta en colesterol porque es esencial para el crecimiento y el desarrollo. El colesterol también se necesita para producir una variedad de esteroides que protegen contra el cáncer, las enfermedades del corazón y las enfermedades mentales*¨ - **Sally Fallon**

La mantequilla también tiene Glicosfingolipidos: Esta grasa protege contra infecciones gastrointestinales, especialmente en los muy jóvenes y los ancianos. Por esta razón en pueblos que mantiene su tradición alimenticia sin alterarla con culturas modernas, sufren de menos enfermedades infecciosas.

Minerales presentes en la mantequilla, son muchos y se incorporan en la membrana de glóbulos grasos de grasa de mantequilla, incluyendo manganeso, zinc, cromo y yodo. En las zonas montañosas alejadas del mar, el yodo en la mantequilla protege contra el bocio, problemas hormonales y de la tiroides. La mantequilla es extremadamente rica en selenio, un oligoelemento con propiedades antioxidantes, que contiene más por gramo que el germen de trigo.

Sardinas, Las sardinas son un pez pequeño, largo, delgado, plateado. También se les llama sardinas bebé. Puede encontrarlos frescos o enlatados, conservados en aceite, agua, escabechados y salados, o conservados en salsa de tomate (no recomiendo en salsa de tomate) todo tiempo es perfecto para consumir sardinas ya que es el pez más recomendado por ser pequeño no contiene mercurio, es alta en grasas saludables, contiene pocas calorías y es fácil de digerir. Contienen mucho calcio selenio, cobre, yodo y hierro, vitaminas del grupo B, además de la vitamina D que ya sabemos que pelea infecciones, promueve la bacteria intestinal y el colesterol malo. También contiene proteínas; de acuerdo con la universidad de Oregón la sardina, posee propiedades que pelean el cáncer, dan satisfacción al hambre y ayuda a perder grasa indigerible acumulada en esas áreas difíciles del cuerpo. La sardina es mejor opción que el famoso salmón.

Yogur. Elegir el mejor bocadillo nocturno puede marcar la diferencia entre sentirse frustrado a la escala y disfrutar del éxito en la pérdida de peso. El yogur ofrece una opción de bocadillos bajos en calorías y alto contenido en proteínas para frenar los antojos en medio de la noche. Comprender cómo la nutrición nocturna afecta nuestro cuerpo y qué buscar en su selección de yogur le permite sentirse lleno sin sentirse culpable. Los antojos de hambre típicamente se intensifican en las horas nocturnas justo antes de uno acostarse. El antojo nocturno por lo general se asocia con el aburrimiento en lugar de una necesidad real de calorías. Si usted debe comer antes de acostarse, la elección de una fuente de alimentos bajos en calorías proporciona la opción más saludable para evitar el aumento de peso no deseado. Como dije antes mientras se duerme no se queman calorías. El Yogur ofrece una solución baja en calorías a los antojos de acostarnos, con un 8-oz. Porción que contiene sólo 180 calorías. Eso sí, nada de yogur mezclados con frutas, estos casi siempre contienen endulzantes artificiales. Optar por un yogur plano es la mejor opción y se puede añadir miel cruda.

Mantequilla de maní crudo orgánico. Dos cucharadas de crema de mantequilla de cacahuete o maní contienen 188 calorías, 8 gramos de proteína, 6 gramos de carbohidratos y 16 gramos de grasa. Ni siquiera se puede pensar en consumir mantequilla de maní ligera o baja en grasa. Cuando los fabricantes eliminan la grasa, casi siempre la reemplazan con más azúcar. Compre la mantequilla de cacahuete, maní crudo natural u orgánico. Muchas variedades no orgánicas contienen aceites hidrogenados (una fuente de grasas trans peligrosas) para evitar que el producto se separe o rancie. Ingerir grasas buenas de mantequilla de cacahuete con proteína antes de acostarse para disminuir la digestión y mantener la ruptura muscular a raya es la mejor opción como ya dije antes. Una idea es; 1 taza de yogurt natural entero, es decir; con toda su grasa y cubriéndolo con 1 cucharada de mantequilla de maní es una gran fuente de grasas poliinsaturadas, protectora del corazón y garantiza una satisfacción grata y duradera.

Alimento nocturno que te conviene

¿Otra opción? Lo cítrico

Muchas dietas se centran en un aumento de la ingesta de pomelo (toronja) u otros cítricos, sin embargo, uno debe asegurarse de que la dieta que está siguiendo contiene todos los requisitos nutricionales del cuerpo. Si uno come comidas bien balanceadas todo el día, sentimos menos hambre en la noche.

Naranja amarga o agria. **Katherine Zeratsky**, una nutricionista de Mayo Clinic.com dice que a ¨*pesar de que algunas investigaciones han demostrado la eficacia de la naranja amarga para la pérdida de peso, lo mejor de la naranja agria es que es buena para relajarse y dormir*¨. La naranja Se hizo popular cuando la FDA prohibió un suplemento de las hojas de esta planta, pero los suplementos de naranja amarga no contienen extractos de cítricos que han demostrado ser seguros, porque en el proceso se dañan todos los ácidos buenos de la naranja. En general los cítricos Desintoxican debido a la bondad que proporcionan los cítricos, sería buena idea incluirlos en nuestra dieta diaria. Comer cítricos antes de ir a la cama es súper una buena manera de limpiar su sistema. Incluso puede beber jugo de limón mezclado con agua tibia con o sin miel cuando se despierta por la mañana como otro método de desintoxicación.

Las cerezas. Esta es la merienda más fácil y rápida antes de ir a dormir. Una copa de cerezas solo contiene 50 calorías, y además están recargadas de vitamina c, lo que es perfecto para perder peso. Diversos estudios han demostrado que la ingesta de cerezas en la noche ayuda con desórdenes del sueño. Miles de personas han aceptado que después de estar tomando jugo de cerezas tarde en la noche han mejorado su insomnio aparte de sentirse llenos hasta la mañana siguiente. Hay un estudio en Harvard donde quedó demostrado que la cereza iguala a la valeriana porque aumenta la producción de la hormona del sueño; la melatonina.

La toronja o pomelo. Tiene uno de los recuentos más bajos en calorías por porción de cualquier fruta. Según el USDA, la mitad de un pomelo medio tiene sólo 40 calorías y 1 g de proteína, 10,5 g de carbohidratos, 1,5 g de fibra, 9 g de azúcar y sin grasa. Si te gusta rociar el azúcar en tu pomelo, ten en cuenta que cada cucharadita que añadas contiene 15 calorías y equivale a 4 g de azúcar añadido.

Si tiende a tener hambre entre la cena y la hora de acostarse, la mejor manera de controlar su peso y su dieta es con un bocadillo bajo en calorías como hemos visto, pero se puede comer algo bajo en calorías con un montón de nutrientes. Como un cítrico, el pomelo es rico en vitamina C, y también contiene una dosis saludable de antioxidantes. De hecho, las notas de www.ChooseMyPlate.gov dice ¨*qué comer más frutas pueden reducir su riesgo de condiciones tales como diabetes, apoplejía, ataque del corazón, pérdida del hueso, piedras del riñón y cáncer*¨. Debido a que la toronja es un alimento natural a base de plantas, también está libre de sodio y azúcar añadido. Un beneficio adicional es, que es mucho más bajo en azúcar natural por porción, que la mayoría de los otros tipos de fruta, por lo que no lo que ayuda a relajarse y dormir.

Mora o arándano azul. Por la noche, antes de acostarse, comer un puñado de arándanos. Estas frutitas son realmente una mina de oro para el cuerpo porque contienen una cantidad considerable de antioxidantes y nutrientes esenciales. Los arándanos son abundantes en nutrientes pero bajos en calorías. Esto es exactamente lo que uno necesita para perder peso, lentamente pero seguro.

Para ser digerido, los arándanos usan un mayor número de calorías de los depósitos de grasa que contienen. En otras palabras, los arándanos contienen calorías negativas o sea que para digerirlos gastas más calorías de las que consumes al ingerir estos.

Manzana verde. Las manzanas todas son una buena fuente de vitamina C, y puede proporcionarle vitamina B6 y potasio, los cuales pueden promover el sueño adecuado. La vitamina C en la manzana verde puede ayudar a disminuir la presión arterial, mejorar su respiración y bajar el azúcar en la sangre, ayudándole a relajarse y respirar correctamente mientras duerme. El potasio sirve como un electrolito mediante la realización de señales eléctricas a través de su cuerpo, ayudando a mantener un ritmo cardíaco regular y la conducción de las transmisiones de los nervios que promueven la relajación y el sueño. La vitamina B6 en la manzana verde abunda más que en sus primas y puede reducir el estrés y ayudarle a dormir promoviendo la liberación del neurotransmisor elevador del estado de serotonina. Además, es esencial para descomponer las grasas y el uso de energía, potencialmente ayudando a quemar grasa mientras duerme.

Los polifenoles en la manzana verde son un tipo de antioxidante que se encuentra principalmente en su piel. Como tal, el jugo de manzana y otros productos de manzana hechos sin las pieles pueden no tener el mismo contenido de polifenoles que la manzana entera. La quercetina es una de estas sustancias químicas o fitoquímicos presente en la manzana verde, que ayuda a regular la descomposición de los carbohidratos y reducir el azúcar en la sangre. Esto previene grandes picos de azúcar en la sangre al permitir que su cuerpo procese lentamente los alimentos, ayudándole a evitar las oleadas nocturnas de energía. fllorizina es otro polifenol que hay en la manzana verde, regula el azúcar en la sangre, ayudando a controlar sus niveles de glucosa en la sangre mientras duerme.

Aproximadamente el 86 por ciento de la porción comestible de una manzana de tamaño medio, 182 gr, es de agua. Una manzana de tamaño mediano también contiene aproximadamente el 15 por ciento de su fibra diaria, proporcionando bulto necesario para mantener a uno lleno mientras duerme. La fibra insoluble en una manzana también ayuda a retener su agua en los intestinos. Esto evita que el baño se rompa durante la noche y ayuda a la digestión. La fibra soluble en las manzanas, por otro lado, se descompone por su cuerpo y puede ayudar a bajar los niveles de colesterol en la sangre, lo que para una mejor circulación y dormir rico. Las manzanas contienen casi ninguna grasa y son bajas en calorías, con una manzana verde de tamaño mediano añadiendo sólo 95 calorías a su ingesta diaria. Mientras que las manzanas contienen casi el 10 por ciento de sus carbohidratos diarios, este contenido de carbohidratos surge principalmente de azúcares simples y fibra. Las propiedades reguladoras del azúcar. Junto con su alto contenido de fibra, este lento desglose de los azúcares simples hace que las manzanas un bocadillo para llenarse antes de dormir y permanecer lleno durante toda la noche.

Las fresas. Hacen muchas listas de alimentos saludables debido a sus antioxidantes y vitaminas, y también porque saben muy bien por lo que es más fácil empezar a comer más de ellos. Es la vitamina C en las fresas que te ayuda en el departamento de sueño, y tienen mucho. Las naranjas son conocidas por su contenido de vitamina C, así, pero no son tan bien tolerado como las fresas debido a su acidez que puede causar acidez o reflujo ácido cuando se consume demasiado naranja cerca de la hora de acostarse para algunos. Es posible que desee probar un batido de fresa como un aperitivo nocturno que le ayudará a quedarse dormido sin alterar su cintura.

Los pimientos dulces o ajíes. Contienen vitamina C, que ha demostrado ser una forma natural de ayudar a su cuerpo a dormir mejor. La vitamina C es conocida por ser un factor importante en el fortalecimiento de su sistema inmunológico, y una deficiencia de vitamina C puede abrirse a todo tipo de enfermedades, en primer lugar, es la incapacidad de caer o permanecer dormido. Sólo una razón más para asegurarse de que uno está comiendo una mezcla de alimentos durante el día para obtener su vitamina C. Te garantiza que te duermas rápidamente por la noche.

¿Mas opciones?

Banana o plátano.

Mientras no coma un montón de plátanos, esta fruta no te hará daño. Si usted quiere tener un buen sueño y poner su metabolismo a trabajar por la noche, se recomienda comer un plátano para merendar en la noche. Un plátano solo, batido con agua o solo así normal es ideal. Rico en fibra y potasio, los plátanos ayudan a quemar calorías mientras duermes y por la mañana tendrás una aguda sensación de hambre. El potasio combate el insomnio porque promueve la producción de la hormona del sueño y relaja los músculos.

Avena. Si te gusta la sensación de ir a la cama con un vientre lleno sin ser demasiado lleno, trate de un pequeño tazón de avena. El poder de su contenido de fibra alta junto con el efecto relajante y satisfactorio de los carbohidratos, lo convierte en un aperitivo perfecto para la noche. Para darle sabor, añadir una llovizna de miel y una pizca de canela.

Zanahorias. Probablemente nunca pensamos que comerías zanahorias merienda por la noche. Pero si quieres quemar calorías en tu sueño, puedes considerar comer estas verduras crujientes. Una taza de zanahorias contiene sólo 30 calorías. Así que, si la hora de acostarse se siente la necesidad de algo crujido, comer una zanahoria.

El beta caroteno es el principal contenido en la zanahoria lo significa que te proporcionará de vitamina A, pero recuerda acompañar esta merienda con aceite de oliva pues el Caroteno necesita grasa o colesterol, para convertirse en la tan preciada vitamina A. Este antioxidante desencadena una reacción en cadena para eliminar la grasa del cuerpo.

La leche.

Uno puede tener buenos recuerdos de su madre o abuela haciéndonos un vaso de leche caliente para ayudarle a quedarse dormido.

Esto puede no ser sólo un cuento de campo. La leche contiene el aminoácido triptófano, un precursor de la serotonina química del cerebro.

Aunque el tema es controversial, algunos científicos creen que el triptófano y la serotonina podrían hacer que sea más fácil dormir. O tal vez un simple vaso de leche trae recuerdos de la infancia calmante, que le ayudan a rendirse en los brazos de Morfeo.

Alimento nocturno que te conviene

29

Más ideas?

Las patatas dulces, o camote o (batata como en mi país) son el sueño de un durmiente. No sólo proporcionan carbohidratos complejos que promueven el sueño, también contienen ese potasio el famoso relajante muscular.

Otras buenas fuentes de potasio incluyen patatas regulares (horneadas y mantener la piel encendida), frijoles lima y papaya

Rosetas o palomitas de maíz-

La palomita de maíz es un carbohidrato complejo, por lo que contiene serotonina, que es una hormona que le ayuda a relajarse. Es un gran bocadillo para masticar en las tardes porque usted puede tener un montón de esto (3 tazas de pop) por sólo 200 calorías en mantequilla. Es genial si quieres un aperitivo por la noche que durará más de un par de segundos. Además, la fibra en ella ayudará a satisfacer su hambre y evitar los antojos.

El arroz jazmín

Ocupa un lugar destacado en el índice glucémico, lo que significa que el cuerpo lo digiere lentamente, liberando gradualmente la glucosa al torrente sanguíneo.

Un estudio de 2007 en el American Journal of Clinical Nutrition encontró que el consumo de arroz de jazmín cuatro horas antes de acostarse reducir la cantidad de tiempo que se tarda uno en dormirse, por la mitad en comparación con comer una comida de alto índice glucémico en el mismo intervalo de tiempo.

Muchos especulan que las comidas de alto índice glucémico pueden aumentar la producción de triptófano.

Pavo. Al igual que la leche, el pavo contiene triptófano, la sustancia química que hemos mencionado ya que puede ser la culpable que la gente se duerma frente a la televisión después de la cena de Acción de Gracias. El pavo contiene mucha proteína, pero es bajo en calorías así que perfecto para cena y también tarde en la noche

El tomate.

Licopeno en los tomates es lo que los hace una buena opción merendar después de la cena. Eso sí los tomates cocidos siempre que sea posible, ya que esto desbloquea más el licopeno para que obtenga más de un beneficio. Es ampliamente conocido que los tomates son buenos para uno gracias a su contenido de licopeno, pero pocos se dan cuenta de cuántos beneficios hay en este antioxidante. Añadir esto a su dieta no sólo le ayudará a dormir mejor, sino que le ayudará a evitar algunas enfermedades graves como el cáncer y las enfermedades del corazón según la investigación. Dormir mejor también mejorará todas las áreas de su vida, así que empiece a comer más tomates si no lo hace. (Recuerde comerlo orgánico ya que de lo contrario los pesticidas en todo vegetal o frutas penetro hasta adentro y es imposible lavarlos)

Los Dátiles

Presentan un potenciador del sueño de doble acción porque contienen triptófano y también contienen carbohidratos de acción rápida que ayudan al triptófano a tener efecto. Esto significa que no sólo proporcionan el elemento que induce la somnolencia, sino también los medios para hacer que funcione más eficazmente. Consumo de las dactilares de una hora antes de planear ir a dormir hace que uno tenga sueño inmediatamente.

La col rizada

Cocida la col rizada nos ayudará a relajar después de un día estresante. Normalmente no pensamos en las verduras verdes, pero como contienen calcio en abundancia. Lo interesante es que solo se aprovecha si está cocida ya que la col cruda contiene anti-nutrientes que evitan la absorción del calcio y otros minerales. El calcio en la col rizada es lo que nos ayudará a relajarnos cuando termine el día y es hora de descansar. Realmente es una comida maravillosa, y una que proporciona un montón de beneficios, incluyendo minerales esenciales, proteínas y fibra.

Sandía

Mientras que a menudo se ve durante el verano, la sandía se puede comprar todo el año, siempre es verano en alguna parte, ¿verdad? Uno puede disfrutar de esta fruta y los nutrientes que trae, especialmente si uno está teniendo problemas para dormir. La sandía es una fuente de licopeno, el mismo elemento que se encuentra en los tomates y los hace tan famosos y de una reputación tan saludable. La sandía es también una gran comida para disfrutar cuando usted está mirando su peso, o tratando de perder peso. Ha sido bautizado como una súper comida en muchas listas de alimentos de primera, gracias a su contenido de nutrientes bien redondeado.

Garbanzos

Se ha demostrado que los garbanzos son capaces de aumentar la cantidad de vitamina B6 en el cuerpo, que como se discutió anteriormente con el pescado es algo que el cuerpo puede utilizar para crear su propia melatonina. Esto no es algo que usted puede comer si está tirando y girando por la noche, pero es algo que puede tener durante el día para que su cuerpo tiene tiempo para procesarlo y absorberlo. Es como la medicina preventiva, sin tener que recurrir a tomar medicamentos sólo para ayudar a su cuerpo a hacer algo que debería ser capaz de hacer muy naturalmente: dormirse.

Broccoli

Nos ayudará con quedarnos dormido y es sólo un elemento en una larga lista de beneficios. Es la gran dosis de vitaminas que contiene que le da a su cuerpo lo que necesita para funcionar correctamente. Correr corto de vitaminas es una manera segura de hacerlo para que su cuerpo cumpla con tareas rutinarias como quedarse dormido rápidamente y sin esfuerzo. También obtendrá el beneficio del aumento de proteínas, hierro y fibra, junto con el contenido de magnesio que ayuda con el problema del sueño. Recuerda que el broccoli y todos los de esta familia deben ser consumidos cocidos como explico en mi primer libro.

Semillas de calabaza

En realidad, doble como un superalimento de sueño! Las semillas de calabaza, también conocidas como pepitas, envasan 600 mg de triptófano por 100 g, así como buena cantidad de zinc, ambos importantes precursores de la serotonina y, por tanto, la melatonina. Las semillas de calabaza son también ricas en vitamina E, manganeso, magnesio, proteínas y hierro. Para obtener los mayores beneficios de zinc, coma las semillas tostadas enteras incluyendo el núcleo y la cáscara. El tamaño de la porción recomendada es de aproximadamente 1/4 de taza.

Champiñones u hongos

Pueden impulsar el sueño con altos niveles de vitamina D, selenio y potasio. Una media taza de setas cocidas proporciona alrededor de 1/3 de su ingesta diaria de selenio, así como altas cantidades de vitaminas B2 y B3. Botón (aka Portobello / Crimini) setas también, se han encontrado para regular la inflamación y para proporcionar beneficios protectores para su sistema inmunológico y cardiovascular. Las setas de ostra y shiitake también muestran altos niveles de beta-glucanos que aumentan la inmunidad.

Los rábanos

Contienen propiedades sedantes que se han cultivado desde la antigüedad. Tanto los griegos como los romanos usaban rábanos para promover el sueño. Pruebe un vaso de rábano, zanahoria y jugo de jengibre para una merienda de la noche que ayudará a su cuerpo a relajarse y relajarse.

Alimento nocturno que te conviene

Recetas

Aquí algunas recetas para la noche. La primera es ideal para los amantes de los dulces podrán disfrutar un dulce de noche sin sentir culpabilidad.

Gomitas paleo

Ingredientes

1 taza de jugo de cereza agria

2 - 3 cucharadas de miel (opcional)

2 tazas de agua filtrada

4 cucharadas de gelatina de hierba

Aceite de aguacate o cualquier otro aceite sano, sabor suave que no se endurece en la nevera.

En un tazón o taza medidora, agregue el jugo de cereza y el agua. Revuelva para combinar.

A continuación, dejar de lado 1 taza de la mezcla. Espolvorear la gelatina sobre ella y dejar de lado hasta que absorbe todo el líquido.

Mientras tanto, caliente su jugo y miel restantes (si está usando) en una cacerola pequeña. No lo traiga a ebullición, apenas caliente, cerca de 5 a 8 minutos.

A continuación, apague el fuego y agregue la taza restante de gelatina y jugo a la cacerola caliente. Batir vigorosamente hasta que esté bien combinado y no hay trozos de gelatina.

Ligeramente cepille sus moldes o su plato de cocción de vidrio con el aceite de aguacate. Esto hará que sea más fácil sacar sus gomitas de sus moldes más tarde.

Vierta cuidadosamente su mezcla de gelatina en sus moldes o plato para hornear. Transferir a la nevera y dejar que se enfríe y establecer por 2 a 3 horas.

Sopa de coliflor

Esta sopa de coliflor es totalmente libre de gluten y vegano, por lo que es un excelente plato principal para la cena y así la llenura dura toda la noche. Las cebollas caramelizadas se encargan del sabor, mientras que el romero fresco añade el toque final.

Sopa de crema de pollo

Menos es definitivamente más cuando se trata de este pollo. Sazone las pechugas de pollo en mantequilla o ghee, y agregue la cebolla verde picada, la sal y la crema agria. ¡Y ya terminaste! Mantener el pollo a fuego medio-bajo asegura que cocina sin secarse. ¡Los jugos de pan y la crema agria hacen una salsa cremosa - tendrás dificultades para no lamer la cuchara! Para una salsa más delgada, quite apenas algunos de los jugos de la cacerola antes de agregar la crema agria. Esta llenura durará toda la noche de seguro.

Salchicha italiana y Kale horneado

El uso de una variedad italiana da mucho calor y sabor; Pavo o variedades de pollo ambos quedan ricos. ¡Con un montón de ajo, col rizada fresca, mozzarella filigrana y su pasta favorita, esta es una de esas recetas de la cena fácil te encantará montar rápidamente y todos disfrutarán comiendo!

Pesto Pasta Ensalada

Actualice su ensalada de pasta habitual con esta versión pesto, ideal para una cena ligera en las noches de verano. Utilizando su pasta favorita como base, agregue pimientos rojos asados, pesto, queso mozzarella y rúcala (u otro favorito verde frondoso) para un poco de mordedura. Este plato será un éxito en su próxima comida al aire libre. *Sugerencia;* Cambia sutilmente los sabores de la ensalada probando diferentes tipos de pesto.

Tacos veganos

Estos se definen como recetas fáciles para cena y es vegano-amistoso! Las nueces de tierra se utilizan en lugar de carne molida y envuelto en lechuga para una cena rápida, cintura-amistosa toda la familia gozará.

Hamburguesa verde de Turquía.

Saltar el bollo y disfrutar de esta hamburguesa de pavo derecho sobre una cama de verduras salteadas con esta receta súper simple. Aunque me encantan los pimientos rojos, los calabacines y las cebollas verdes en este, utilice lo que tiene - de cualquier manera, tendrá una hamburguesa sana y llena de proteínas y un montón y buena noche de sueño.

43

Filetes de pescado toscano al horno

Este pescado picante comienza en la estufa y se remata en el horno para una comida de un plato lleno de sabor. Con una salsa de estilo italiano, este es un plato de pescado que no sabe ni huele demasiado "a pescado", por lo que es una buena opción para los comedores exigentes. Nota: elija bacalao por favor- la tilapia no es su amigo.

Conclusión

Después de toda esta información podemos comer sin culpa. Son muchas opciones de merienda nocturnas, para nunca aburrirnos, ni recurrir a malos alimentos que luego nos hacen sentir culpables además de enfermos. Si uno cena lo incorrecto tarde en la noche pues amanece enfermo. El cuerpo te da su reseña sobre alimentos inmediatamente.

Cosas que hay que evitar para poder dormir rico es por ejemplo tomar café o té verde después de las 3pm, usar electrónicos después de las 9pm; despierta el cerebro y por lo tanto nos causa hambre. Una caminata en la noche es perfecta para promover el sueño además de leer un libro.

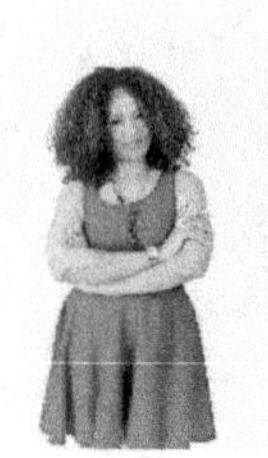

Yahaira Florentino: Actriz- Coach de salud Holística- Entrenadora de alimentación intuitiva y consciente. Además, mama- Bloguera y Autora Bestseller.

Con estudios en Relaciones Públicas, Teatro, Mercadeo, Negocios, Idiomas y Medicina Holística. Yahaira Florentino, es la primera dominicana en publicar un libro sobre nutrición holística en el extranjero, y es autor Bestseller-#1 en Amazon con su primer libro, top 10 con su nuevo libro. Yahaira empezó a escribir sobre naturópatía, hace más de 8 años en su blog en español, recientemente creó; Que te conviene! su marca de salud holística para inspirar a las madres como sanadora de sus familias con sólo nutrición tradicional. Yahaira también ofrece entrenamientos de fertilidad, clases de cocina tradicional en talleres y webinarios en español. Le apasiona compartir esa ciencia de sanar con alimentos, de ahí nace la idea de publicar información sobre salud holística en general. Este es el segundo de varios libros en proyecto.

CONNECTATE

https://www.facebook.com/queteconviene/

http://queteconviene.blogspot.com/

https://www.instagram.com/que_te_conviene/

https://www.youtube.com/user/yary11

Alimento nocturno que te conviene

www.ingramcontent.com/pod-product-compliance
Lightning Source LLC
Chambersburg PA
CBHW060809260726
48660CB00002B/848